Das Essentielle Keto-Diät-Kochbuch 2021

Einfache Und Leckere Ketogene Rezepte Zum Abnehmen Und Für Ein Gesundes Leben

Maggie Rogers

Franka Simon

Tabelle of Inhalt

SMOOTHIES & BREAKFAST RECIPES

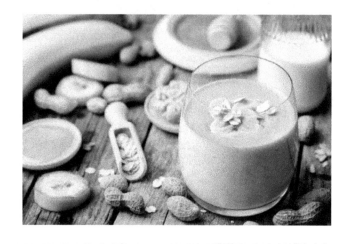

Chaffle mit Wurst Gravy

Zubereitungszeit: 5 Minuten

Kochzeit: 15 Minuten

Portionen: 2

Zutaten:

- 1/4 Tasse Wurst, gekocht
- 3 Esslöffel Hühnerbrühe
- 2 Teelöffel Frischkäse
- 2 Esslöffel schwere Schlagsahne
- 1/4 Teelöffel Knoblauchpulver
- Pfeffer nach Geschmack
- 2 einfache Spreuen

Wegbeschreibungen:

1. Wurst, Brühe, Frischkäse, Sahne, Knoblauchpulver und Pfeffer bei mittlerer Hitze in eine Pfanne geben.
2. Zum Kochen bringen und dann die Hitze reduzieren.
3. 10 Minuten köcheln lassen oder bis die Sauce verdickt ist.
4. Gießen Sie die Soße auf die grundlegenden Spreu
5. Dienen.

Ernährung:

Kalorien 212

Gesamtfett 17 g

Gesättigte Fettsäuren 10 g

Cholesterin 134 mg

Natrium 350 mg

Kalium 133 mg

Gesamt kohlenhydratreiche 3 g

Ballaststoffe 1 g

Protein 11 g

Gesamtzucker 1 g

Cremige Himbeere

Smoothie

Zubereitungszeit: 5 Minuten Kochzeit: 5 Minuten

Servieren: 2

Zutaten:

- 1 Tasse ungesüßte Mandelmilch

- 1/2 TL Vanille

- 1 EL Frischkäse, weich

- 2 EL schwenken

- 1/4 Tasse frische Himbeeren

- 4 EL schwere Sahne

- 1 Tasse Eis

Wegbeschreibungen:

1. Fügen Sie alle Zutaten in den Mixer und mischen, bis glatt und cremig.

2. Servieren und genießen.

Nährwert (Betrag pro Portion):

Kalorien 157

Fett 14,7 g

Kohlenhydrate 4,9 g

Zucker 0,9 g

Protein 1,7 g

Cholesterin 47 mg

Barbecue Chaffle

Zubereitungszeit: 5 Minuten

Kochzeit: 8 Minuten

Portionen: 2

Zutaten:

- 1 Ei, geschlagen
- 1/2 Tasse Cheddar-Käse, geschreddert
- 1/2 Teelöffel Barbecue-Sauce
- 1/4 Teelöffel Backpulver

Wegbeschreibungen:

1. Stecken Sie Ihren Waffelmacher ein, um vorzuheizen.
2. Mischen Sie alle Zutaten in einer Schüssel.
3. Gießen Sie die Hälfte der Mischung zu Ihrem Waffel-Hersteller.
4. Bedecken und kochen für 4 Minuten.
5. Wiederholen Sie die gleichen Schritte für die nächste Grill-Spreu.

Ernährung:

Kalorien 295	Kalium 179 mg
Gesamtfett 23 g	Gesamtkohlenhydrat 2 g
Gesättigte Fettsäuren 13 g	Ballaststoffe 1 g
Cholesterin 223 mg	Protein 20 g
Natrium 414 mg	Gesamtzucker 1 g

Getreide-Chaffle-Kuchen

Zubereitungszeit: 5 Minuten

Kochzeit: 8 Minuten

Portionen: 2

Zutaten:

- 1 Ei
- 2 Esslöffel Mandelmehl
- 1/2 Teelöffel Kokosmehl
- 1 Esslöffel geschmolzene Butter
- 1 Esslöffel Frischkäse
- 1 Esslöffel Reines Getreide, zerkleinert
- 1/4 Teelöffel Vanilleextrakt
- 1/4 Teelöffel Backpulver
- 1 Esslöffel Süßstoff
- 1/8 Teelöffel Xanthan

Wegbeschreibungen:

1. Stecken Sie Ihren Waffelmacher ein, um vorzuheizen.
2. Fügen Sie alle Zutaten in eine große Schüssel.
3. Mischen, bis gut gemischt.
4. Lassen Sie den Teig für 2 Minuten vor dem Kochen ruhen.
5. Die Hälfte der Mischung in den Waffelmacher gießen.
6. Versiegeln und kochen für 4 Minuten.

7. Machen Sie die nächste Spreu_ mit den gleichen Schritten.

Ernährung:

Kalorien154

Fett insgesamt 21.2g

Gesättigte Fettsäuren 10 g

Cholesterin 113,3mg

Natrium 96,9mg

Kalium 453 mg

Kohlenhydrate insgesamt 5.9g

Ballaststoffe 1.7g

Protein 4.6g

Zucker insgesamt 2,7

Bacon & Chicken

Ranch Chaffle

Zubereitungszeit: 5 Minuten

Kochzeit: 8 Minuten

Portionen: 2

Zutaten:

- 1 Ei
- 1/4 Tasse Hühnerwürfel, gekocht
- 1 Scheibe Speck, gekocht und gehackt
- 1/4 Tasse Cheddar-Käse, geschreddert
- 1 Teelöffel Ranch Dressing Pulver

Wegbeschreibungen:

1. Heizen Sie Ihren Waffelmacher vor.
2. In einer Schüssel alle Zutaten mischen.
3. Fügen Sie die Hälfte der Mischung zu Ihrem Waffel-Maker hinzu.
4. Bedecken und kochen für 4 Minuten.
5. Machen Sie die zweite Spreu mit den gleichen Schritten.

Ernährung:

Kalorien 200	Kalium 130 mg
Gesamtfett 14 g	Gesamtkohlenhydrat 2 g
Gesättigte Fettsäuren 6 g	Ballaststoffe 1 g
Cholesterin 129 mg	Protein 16 g
Natrium 463 mg	Gesamtzucker 1 g

Kürbis & Pecan Chaffle

Zubereitungszeit: 5 Minuten

Kochzeit: 10 Minuten

Portionen: 2

Zutaten:

- 1 Ei, geschlagen
- 1/2 Tasse Mozzarella-Käse, gerieben
- 1/2 Teelöffel Kürbis Gewürz
- 1 Esslöffel pürierter Kürbis
- 2 Esslöffel Mandelmehl
- 1 Teelöffel Süßstoff
- 2 Esslöffel Pekannüsse, gehackt

Wegbeschreibungen:

1. Schalten Sie den Waffelmacher ein.
2. Schlagen Sie das Ei in einer Schüssel.
3. Die restlichen Zutaten unterrühren.
4. Gießen Sie die Hälfte der Mischung in das Gerät.
5. Versiegeln Sie den Deckel.
6. Kochen Sie für 5 Minuten.
7. Entfernen Sie die Spreu sorgfältig.
8. Wiederholen Sie die Schritte, um die zweite Spreu zu machen.

Ernährung:

Kalorien 210

Gesamtfett 17 g

Gesättigte Fettsäuren 10 g

Cholesterin 110 mg

Natrium 250 mg

Kalium 570 mg

Kohlenhydrate insgesamt 4,6 g

Ballaststoffe 1,7 g

Protein 11 g

Gesamtzucker 2 g

Cheeseburger Chaffle

Zubereitungszeit: 15 Minuten

Kochzeit: 15 Minuten

Portionen: 2

Zutaten:

- 1 Pfund Hackfleisch
- 1 Zwiebel, gehackt
- 1 TL Petersilie, gehackt
- 1 Ei, geschlagen
- Salz und Pfeffer nach Geschmack
- 1 Esslöffel Olivenöl
- 4 einfache Spreuen
- 2 Salatblätter
- 2 Käsescheiben
- 1 Esslöffel Dillgurken
- Ketchup
- Mayonnaise

Wegbeschreibungen:

1. In einer großen Schüssel das gemahlene Rindfleisch, Zwiebel, Petersilie, Ei, Salz und Pfeffer kombinieren.
2. Gut mischen.
3. Bilden Sie 2 dicke Patties.
4. Olivenöl in die Pfanne geben.

5. Legen Sie die Pfanne bei mittlerer Hitze.

6. Kochen Sie das Patty für 3 bis 5 Minuten pro Seite oder bis vollständig gekocht.

7. Legen Sie das Patty auf jede Spreu.

8. Top mit Salat, Käse und Gurken.

9. Ketchup und Mayo über das Patty und Gemüse spritzen.

10. Top mit einer anderen Spreu.

Ernährung:

Kalorien 325

Fett insgesamt 16.3g

Gesättigtes Fett 6.5g

Cholesterin 157mg

Natrium 208mg

Gesamt Kohlenhydrate 3g

Ballaststoffe 0.7g

Zucker insgesamt 1.4g

Protein 39,6g

Kalium 532mg

Schinken, Käse & Tomaten-Chaffle-Sandwich

Zubereitungszeit: 5 Minuten

Kochzeit: 10 Minuten

Portionen: 2

Zutaten:

- 1 Teelöffel Olivenöl
- 2 Scheiben Schinken
- 4 einfache Spreuen
- 1 Esslöffel Mayonnaise
- 2 Scheiben Provolone Käse
- 1 Tomate, in Scheiben geschnitten

Wegbeschreibungen:

1. Das Olivenöl bei mittlerer Hitze in eine Pfanne geben.
2. Kochen Sie den Schinken für 1 Minute pro Seite.
3. Die Sakel mit Mayonnaise verteilen.
4. Top mit Schinken, Käse und Tomaten.
5. Top mit einer anderen Spreu, um ein Sandwich zu machen.

Ernährung:

Kalorien 198

Fett insgesamt 14.7g

Gesättigtes Fett 6.3g

Cholesterin 37mg

Natrium 664mg

Kohlenhydrate insgesamt 4.6g

Ballaststoffe 0.7g

Zucker insgesamt 1.5g

Protein 12.2g

Kalium 193mg

Creme Käse Chaffle

Zubereitungszeit: 5 Minuten

Kochzeit: 8 Minuten

Portionen: 2

Zutaten:

- 1 Ei, geschlagen
- 1 Unzen Frischkäse
- 1/2 Teelöffel Vanille
- 4 Teelöffel Süßstoff
- 1/4 Teelöffel Backpulver
- Frischkäse

Wegbeschreibungen:

1. Heizen Sie Ihren Waffelmacher vor.
2. Fügen Sie alle Zutaten in eine Schüssel.
3. Gut mischen.
4. Gießen Sie die Hälfte des Teigs in den Waffelmacher.
5. Versiegeln Sie das Gerät.
6. Kochen Sie für 4 Minuten.
7. Entfernen Sie die Waffel_ aus dem Waffelmacher.
8. Machen Sie den zweiten Schritt mit den gleichen Schritten.
9. Restfrischkäse vor dem Servieren aufverteilen.

Ernährung:

Kalorien 169

Fett insgesamt 14.3g

Gesättigte Fettsäuren 7.6g

Cholesterin 195mg

Natrium 147mg

Kalium 222mg

Gesamt Kohlenhydrate 4g

Nahrungsfaser 4g

Protein 7.7g

Zucker insgesamt 0,7 g

Energy Booster

Frühstück

Smoothie

Zubereitungszeit: 5 Minuten Kochzeit: 5 Minuten

Servieren: 1

Zutaten:

- 1 Tasse ungesüßte Mandelmilch
- 1/2 Tasse Eis
- 1 1/2 TL Macapulver
- 1 EL Mandelbutter
- 1 EL MCT-Öl

Wegbeschreibungen:

1. Fügen Sie alle Zutaten in den Mixer und mischen, bis glatt.
2. Servieren und genießen.

Nährwert (Betrag pro Portion):

Kalorien 248

Fett 26,5 g

Kohlenhydrate 4,5 g

Zucker 1,2 g

Protein 4,9 g

Cholesterin 0 mg

Doppel Choco

Chaffle

Zubereitungszeit: 5 Minuten

Kochzeit: 10 Minuten

Portionen: 2

Zutaten:

- 1 Ei
- 2 Teelöffel Kokosmehl
- 2 Esslöffel Süßstoff
- 1 Esslöffel Kakaopulver
- 1/4 Teelöffel Backpulver
- 1 Unzen Frischkäse
- 1/2 Teelöffel Vanille
- 1 Esslöffel zuckerfreie Schokoladenchips

Wegbeschreibungen:

1. Alle Zutaten in eine große Schüssel geben.
2. Gut mischen.
3. Die Hälfte der Mischung in den Waffelmacher gießen.
4. Versiegeln Sie das Gerät.
5. Kochen Sie für 4 Minuten.
6. Aufdecken und auf eine Platte übertragen, um abzukühlen.
7. Wiederholen Sie den Vorgang, um die zweite Spreuzumachen.

Ernährung:

Kalorien 171

Fett insgesamt 10.7g

Gesättigtes Fett 5.3g

Cholesterin 97mg

Natrium 106mg

Kalium 179mg

Gesamt Kohlenhydrate 3g

Ballaststoffe 4.8g

Protein 5.8g

Zucker insgesamt 0.4g

Brokkoli & Käse-

Chaffle

Zubereitungszeit: 5 Minuten

Kochzeit: 8 Minuten

Portionen: 2

Zutaten:

- 1/4 Tasse Brokkoli Blüten

- 1 Ei, geschlagen

- 1 Esslöffel Mandelmehl

- 1/4 Teelöffel Knoblauchpulver

- 1/2 Tasse Cheddar-Käse

Wegbeschreibungen:

1. Heizen Sie Ihren Waffelmacher vor.

2. Fügen Sie den Brokkoli in die Küchenmaschine.

3. Puls, bis gehackt.

4. Zu einer Schüssel hinzufügen.

5. Das Ei und die restlichen Zutaten unterrühren.

6. Gut mischen.

7. Gießen Sie die Hälfte des Teigs an den Waffelhersteller.

8. Bedecken und kochen für 4 Minuten.

9. Wiederholen Sie den Vorgang, um die nächste Spreuzumachen.

Ernährung:

Kalorien 170

Gesamtfett 13 g

Gesättigte Fettsäuren 7 g

Cholesterin 112 mg

Natrium 211 mg

Kalium 94 mg

Gesamtkohlenhydrat 2 g

Ballaststoffe 1 g

Protein 11 g

Gesamtzucker 1 g

SCHWEINE-, RIND-
& LAMMREZEPTE

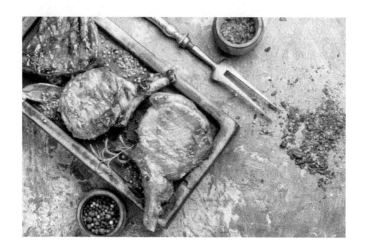

Köstliches

Hackfleisch

Zubereitungszeit: 10 Minuten Kochzeit: 20 Minuten

Servieren: 3

Zutaten:

- 14 oz hackfleischtes Schweinefleisch
- 1/4 Tasse grüne Paprika, gehackt
- 1/2 Zwiebel, gehackt
- 2 EL Wasser
- 1/4 TL Kreuzkümmelpulver
- 3/4 Tasse Ketchup, zuckerfrei
- 1/2 EL Olivenöl
- Pfeffer
- Salz

Wegbeschreibungen:

1. Öl in der Pfanne bei mittlerer Hitze erhitzen.
2. Pfeffer und Zwiebel zugeben und anbraten, bis sie erweichen.
3. Fleisch, Pfeffer, Kreuzkümmelpulver und Salz zugeben und kochen, bis sie gebräunt sind.
4. Wasser und Ketchup zugeben und gut umrühren. Zum Kochen bringen.
5. Servieren und genießen.

Nährwert (Betrag pro Portion):

Kalorien 275

Fett 7 g

Kohlenhydrate 14 g

Zucker 13 g

Protein 36 g

Cholesterin 95 mg

FISCH & FISCH REZEPTE

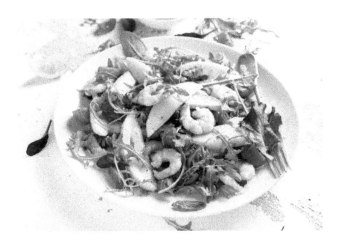

Köstliche

Meeresfrüchte Dip

Zubereitungszeit: 10 Minuten Kochzeit: 30 Minuten

Servieren: 16

Zutaten:

- 1/2 LB Garnelen, gekocht
- 4 unkanne grüne Chilischoten
- 2 Tassen Pfeffer Jack Käse
- 4 un Frischkäse
- 1/2 TL alte Lorbeerwürze
- 2 Knoblauchzehen, gehackt
- 1/2 Tasse Spinat, gehackt
- 1/2 Tasse Zwiebel, gehackt
- 2 EL Butter
- 4 Oz Krabbenfleisch

Wegbeschreibungen:

1. Den Ofen auf 425 F vorheizen.
2. Butter in einer Pfanne bei mittlerer Hitze schmelzen.
3. Knoblauch, alte Lorbeerwürze, Spinat, Krabbenfleisch, Chilischoten und Garnelen zugeben und 4-5 Minuten kochen.

4. 1 Tasse Pfefferkäse und Frischkäse zugeben.

5. Top mit Restkäse und backen für 20 Minuten.

6. Servieren und genießen.

Nährwert (Betrag pro Portion):

Kalorien 63

Fett 4 g

Kohlenhydrate 1 g

Zucker 0,2 g

Protein 5 g

Cholesterin 45 mg

BRUNCH & DINNER

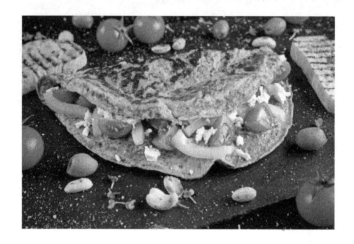

Chia Spinat

Pfannkuchen

Zubereitungszeit: 10 Minuten Kochzeit: 5 Minuten

Servieren: 6

Zutaten:

- 4 Eier
- 1/2 Tasse Kokosmehl
- 1 Tasse Kokosmilch
- 1/4 Tasse Chia Samen
- 1 Tasse Spinat, gehackt
- 1 TL Backpulver
- 1/2 TL Pfeffer
- 1/2 TL Salz

Wegbeschreibungen:

1. Eier in einer Schüssel bis schaumig verquirlen.
2. Kombinieren Sie alle trockenen Zutaten und fügen Sie in Ei-Mischung und Schneebesen, bis glatt. Spinat hinzufügen und gut rühren.
3. Gefettete Pfanne mit Butter und Hitze bei mittlerer Hitze.
4. Gießen Sie 3-4 Esslöffel Teig auf die Pfanne und machen Pfannkuchen.

5. Kochen Pfannkuchen bis leicht goldbraun von beiden Seiten.

6. Servieren und genießen.

Nährwert (Betrag pro Portion):

Kalorien 111

Fett 7,2 g

Kohlenhydrate 6 g

Zucker 0,4 g

Protein 6,3 g

Cholesterin 110 mg

FLEISCHLOSE MAHLZEITE

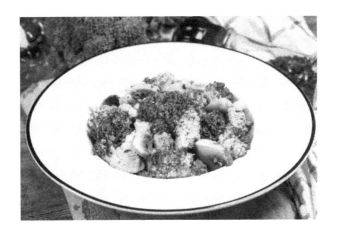

Mexikanische

Blumenkohl Reis

Zubereitungszeit: 10 Minuten Kochzeit: 10 Minuten

Servieren: 3

Zutaten:

- 1 großer Blumenkohlkopf, in Röschen geschnitten
- 2 Knoblauchzehen, gehackt
- 1 Zwiebel, gewürfelt
- 1 EL Olivenöl
- 1/4 Tasse Gemüsebrühe
- 3 EL Tomatenmark
- 1/2 TL Kreuzkümmel
- 1 TL Salz

Wegbeschreibungen:

1. Fügen Sie Blumenkohl in der Küchenmaschine hinzu und verarbeiten Sie sie, bis es wie Reis aussieht.

2. Öl in einer Pfanne bei mittlerer Hitze erhitzen.

3. Zwiebel und Knoblauch zugeben und 3 Minuten sautieren.

4. Blumenkohlreis, Kreuzkümmel und Salz zugeben und gut umrühren.

5. Brühe und Tomatenmark zugeben und rühren, bis gut

kombiniert.

6. Servieren und genießen.

Nährwert (Betrag pro Portion):

Kalorien 90

Fett 5 g

Kohlenhydrate 10 g

Zucker 4 g

Protein 3 g

Cholesterin 0 mg

SOUPS, STEWS
& SALADS

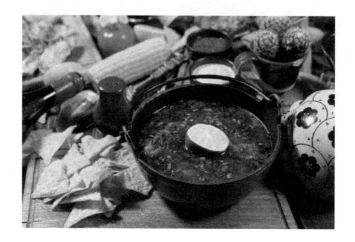

Brokkoli-Käsesuppe

Zubereitungszeit: 10 Minuten Kochzeit: 2 Stunden 30 Minuten

Servieren: 4

Zutaten:

- 5 Tassen Brokkoli-Blüten
- 2 Tassen Cheddar-Käse, geschreddert
- 1/2 Tasse Mozzarella-Käse, geschreddert
- 4 EL Frischkäse
- 3 EL Butter
- 1/2 Tasse schwere Sahne
- 2 Tassen Hühnerbrühe
- Pfeffer
- Salz

Wegbeschreibungen:

Brokkoli, Vorrat, schwere Sahne, Frischkäse und Butter in den langsamen Herd geben und gut rühren.

1. Bedecken und kochen auf hoch für 1 Stunde 30 Minuten.
2. Rühren Sie gut und fügen Sie die restlichen Zutaten und kochen für 1 Stunde mehr.
3. Servieren und genießen.

Nährwert (Betrag pro Portion):

Kalorien 444

Fett 37 g

Kohlenhydrate 10 g

Zucker 2,5 g

Protein 20 g Cholesterin 116mg

FRÜHSTÜCK REZEPTE

Low Carb Getreide

Serviert: 2

Vorbereitungszeit: 25 Min. Zutaten

- 2 Esslöffel Leinsamen

- 1/4 Tasse Mandeln, geslivet

- 1 Esslöffel Chia Samen

Kohlenhydrate insgesamt 6.9g 3% Ballaststoffe 1.3g 4%

Zucker insgesamt 1.4g

- 1 1/2 Tassen Mandelmilch, ungesüßt

- 10 Gramm Kakao-

Nibs Anfahrt

1. Leinsamen, Mandeln, Chia-Samen und Kakaonibs in einer Schüssel vermischen.
2. Mit der Mandelmilch aufladen und servieren.

Ernährungsmenge pro Portion

Kalorien 244

Gesamtfett 20.6g 26% ge-

sättigtes Fett 10.4g 52%

Cholesterin 0mg 0% Pro-

tein 6.5g

Natrium 11mg 0%

Gesamt kohlenhydratreiche

9.8g 4% Ballaststoffe 6.5g

23%Gesamtzucker 1.9g

Iced Matcha Latte

Serviert: 1

Vorbereitungszeit:

10 Min. Zutaten

- 1 Esslöffel Kokosöl

- 1 Tasse ungesüßte Cashewmilch

- 1 Teelöffel Matcha Pulver
  - 2 Eiswürfel

  - 1/8 Teelöffel Vanille-

bohne Anfahrt

1. Alle Zutaten in einem Mixer vermischen und glatt mischen.
2. Gießen Sie in ein Glas zu
dienen. Ernährungsmenge pro Portion

Kalorien 161 Ge-

samtfett 16g 21%

Gesättigte Fettsäuren 12g

60% Cholesterin 3mg 1%

Natrium 166mg 7%

Kohlenhydrate insgesamt
2.9g 1%

Ballaststoffe 2g 7% Ge-

samtzucker 1.4g Protein

2.4g

Cheesy Ham Souffle

Serviert: 4

Vorbereitungszeit: 30 Min.

Zutaten

- 1 Tasse Cheddar-Käse, geschreddert

- 1/2 Tasse schwere Sahne

- 6 große Eier

- 6 Unzen Schinken, gewürfelt

- Salz und schwarzer Pfeffer, nach Geschmack

Wegbeschreibungen

1. Den Ofen auf 3500F vorheizen und 4 Ramekins vorsichtig einfetten.

2. Eier in einer mittelgroßen Schüssel zusammenrühren und alle anderen Zutaten hinzufügen.

3. Gut mischen und die Mischung in die Ramekins gießen.

4. In die Ramekins geben und ca. 18 Minuten backen.

5. Aus dem Ofen nehmen und leicht abkühlen lassen und servieren.

Ernährungsmenge pro Portion

Kalorien 342

Gesamtfett 26g 33% gesättigte Fettsäuren 13g 65%

Cholesterin 353mg 118%

Natrium 841mg 37%

Gesamt kohlenhydratreiche 3g 1% Ballaststoffe 0.6g

2% Gesamtzucker 0.8g

Protein 23.8g

Low Carb Detox Tee

Serviert: 1

Vorbereitungszeit:

10 Min. Zutaten

- 2 Esslöffel Apfelessig

- 1 Schaufel Stevia

- 1 Tasse Wasser
- 2 Esslöffel Zitronensaft

- 1 Teelöffel Zimt An-

fahrt

2. Wasser kochen und die restlichen Zutaten hinzufügen.
3. Gießen Sie in eine Tasse und servieren heiß. Ernährungsmenge pro Portion

Kalorien 19

Gesamtfett 0.3g 0% gesättigtes Fett 0.3g 1% Cholesterin 0mg 0%

Natrium 15mg 1%

Kohlenhydrate insgesamt 2.8g 1%

Ballaststoffe 1.3g 5% Gesamtzucker 0.8g Protein 0.3g

Low Carb Erdbeere Marmelade

Serviert: 8

Vorbereitungszeit: 1

Stunde 20 Min. Zutaten

- 1 Esslöffel Bio-Zitronensaft

- 1 Tasse frische Bio-Erdbeeren, gehackt

- 1/2 Esslöffel Gras gefüttert gelatine
- 1 Teelöffel Xylitol

- 1 Esslöffel Gelatine, gelöst in 1 Esslöffel Wasser

Richtungen

1. Erdbeeren bei mittlerer Hitze in einen kleinen Topf geben und Zitronensaft und Xylitol dazugeben.
2. Gut mischen und ca. 15 Minuten kochen, gelegentlich unter Rühren.
3. Die Erdbeeren mit einer Gabel zerkleinern und in der Gelatinemischung unterrühren.
4. Von der Hitze nehmen und in ein Maurerglas gießen.
5. Abkühlen lassen und 1 Stunde kühl kühlen, bis Gelee-like.

Ernährungsmenge pro Portion Kalorien 8

Gesamtfett 0.1g 0% gesättigtes Fett 0g 0% Cholesterin 0mg 0%

Natrium 2mg 0%

APPETIZERS
UND
DESSERTS

Caprese Snack

Serviert: 4

Vorbereitungszeit: 5 Min.

Zutaten

- 8 Unzen Mozzarella, Mini-Käsebällchen

- Kirschtomaten mit 8 Unzen

- 2 Esslöffel grünes Pesto

- Salz und schwarzer Pfeffer, nach Geschmack

- 1 Esslöffel Knoblauchpulver

Wegbeschreibungen

1. Die Mozzarella-Kugeln und Tomaten halbieren.

2. Das grüne Pesto unterrühren und mit Knoblauchpulver, Salz und Pfeffer abschmecken.

Ernährungsmenge pro Portion

Kalorien 407

Gesamtfett 34.5g 44% gesättigte Fettsäuren 7.4g 37%

Cholesterin 30mg 10%

Natrium 343mg 15%

Kohlenhydrate insgesamt 6.3g 2% Ballaststoffe 0.9g 3%

Gesamtzucker 2g Protein 19.4g

DESSERTS & DRINKS

Zimt Mandelkugeln

Zubereitungszeit: 10 Minuten Kochzeit: 5 Minuten

Servieren: 12

Zutaten:

- 1 TL Zimt
- 3 EL Erythritol
- 1 1/4 Tasse Mandelmehl
- 1 Tasse Erdnussbutter
- Prise Salz

Wegbeschreibungen:

1. Alle Zutaten in die Rührschüssel geben und gut vermischen.
2. Bedecken und Schüssel in Kühlschrank für 30 Minuten legen.
3. Machen Sie kleine Biss Größe Ball aus Mischung und servieren.

Nährwert (Betrag pro Portion):

Kalorien 160

Fett 12 g

Kohlenhydrate 5 g

Zucker 1 g

Protein 6 g

Cholesterin 0 mg

SCHWEINE- UND RINDFLEISCH REZEPTE

Hamburger Patties

Serviert: 6

Vorbereitungszeit: 30 Min.

Zutaten

- 1 Ei

- 25 Unzen Hackfleisch

- 3 Unzen Feta-Käse, zerbröselt

- 2 unzen Butter, zum Braten

- Salz und schwarzer Pfeffer, nach Geschmack

Wegbeschreibungen

1. Ei, gemahlenes Rindfleisch, Fetakäse, Salz und schwarzen Pfeffer in einer Schüssel vermischen.

2. Kombinieren Sie gut und bilden gleiche Größe Patties.

3. Butter in einer Pfanne erhitzen und Patties hinzufügen.

4. Kochen Sie bei mittlerer niedriger Hitze ca. 3 Minuten pro Seite.

5. Austeilen und warm servieren.

Ernährungsmenge pro Portion

Kalorien 335

Gesamtfett 18.8g 24% gesättigte Fettsäuren 10g 50%

Cholesterin 166mg 55%

Natrium 301mg 13%

Kohlenhydrate insgesamt 0.7g 0% Ballaststoffe 0g 0%

Zucker insgesamt 0,7g Protein 38,8 g

Gebräunte Butter

Blumenkohl-Mash

Serviert: 4

Vorbereitungszeit: 35 Min.

Zutaten

- 1 gelbe Zwiebel, fein gehackt

- 3/4 Tasse schwere Schlagsahne

- 1 1/2 Pfund Blumenkohl, geschreddert

- Meersalz und schwarzer Pfeffer, nach Geschmack

- 3 1/2 Unzen Butter

Wegbeschreibungen

1. 2 Esslöffel Butter in einer Pfanne bei mittlerer Hitze erhitzen und Zwiebeln hinzufügen.

2. Sauté für ca. 3 Minuten und in eine Schüssel ausspeisen.

3. Blumenkohl, schwere Schlagsahne, Meersalz und schwarzen Pfeffer in der gleichen Pfanne vermischen.

4. Mit Deckel abdecken und bei mittlerer Hitze ca. 15 Minuten kochen.

5. Mit Salz und schwarzem Pfeffer abschmecken und in sautierten Zwiebeln unterrühren.

6. In eine Schüssel austeilen und den Rest der Butter in der

Pfanne erhitzen.

7. Kochen, bis die Butter braun und nussig ist und mit Blumenkohlbrei servieren.

Ernährungsmenge pro Portion

Kalorien 309

Gesamtfett 28.7g 37% gesättigte Fettsäuren 18g 90%

Cholesterin 84mg 28%

Natrium 204mg 9%

Kohlenhydrate insgesamt 12.2g 4% Ballaststoffe 4.8g 17%

Zucker insgesamt 5.3g Protein 4.3g

FISCHREZEPTE

Knoblauchbutter

Lachs

Serviert: 8

Vorbereitungszeit: 40 Min.

Zutaten

- Koscheres Salz und schwarzer Pfeffer, nach Geschmack

- 1 Pfund (3 Pfund) Lachsfilet, Haut entfernt

- 4 Esslöffel Butter, geschmolzen

- 2 Knoblauchzehen, gehackt

- 1/4 Tasse Parmesankäse, frisch gerieben

Wegbeschreibungen

1. Den Ofen auf 3500F vorheizen und ein großes Backblech leicht einfetten.

2. Den Lachs mit Salz und schwarzem Pfeffer würzen und auf das Backblech geben.

3. Butter, Knoblauch und Parmesan in einer kleinen Schüssel vermischen.

4. Lachs in dieser Mischung ca. 1 Stunde marinieren.

5. In den Ofen geben und ca. 25 Minuten backen.

6. Zusätzlich, Masthähnchen für ca. 2 Minuten, bis oben leicht golden wird.

7. Auf eine Platte aufteilen und heiß servieren.

Ernährungsmenge pro Portion

Kalorien 172

Gesamtfett 12.3g 16% gesättigte Fettsäuren 6.2g 31%

Cholesterin 50mg 17%

Natrium 196mg 9%

Kohlenhydrate insgesamt 0.8g 0% Ballaststoffe 0g 0%

Zucker insgesamt 0g Protein 15.6g

FRÜHSTÜCK REZEPTE

Blumenkohl Zucchini Fritters

Gesamtzeit: 15 Minuten Serviert: 4

Zutaten:

- 3 Tassen Blumenkohl Blüten
- 1/4 TL schwarzer Pfeffer
- 1/4 Tasse Kokosmehl
- 2 mittelgroße Zucchini, gerieben und gepresst
- 1 EL Kokosöl
- 1/2 TL Meersalz

Wegbeschreibungen:

1. Dampf Blumenkohl blüten für 5 Minuten.
2. Blumenkohl in die Küchenmaschine geben und verarbeiten, bis er wie Reis aussieht.
3. Alle Zutaten außer Kokosöl in die große Schüssel geben und mischen, bis sie gut kombiniert sind.
4. Machen Sie kleine runde Patties aus der Mischung und beiseite stellen.

5. Kokosöl in einer Pfanne bei mittlerer Hitze erhitzen.

6. Patties auf die Pfanne legen und auf jeder Seite 3-4 Minuten kochen.

7. Servieren und genießen.

Nährwert (Menge pro Portion): Kalorien 68; Fett 3,8 g; Kohlenhydrate 7,8 g;

Zucker 3,6 g; Protein 2,8 g; Cholesterin 0 mg;

Mittagessen Rezepte

Kräuter Spaghetti Squash

Gesamtzeit: Minuten Serviert: 4

Zutaten:

- 4 Tassen Spaghetti Squash, gekocht
- 1/2 TL Pfeffer
- 1/2 TL Salbei
- 1 TL getrocknete Petersilie
- 1 TL getrockneter Thymian
- 1 TL getrockneter Rosmarin
- 1 TL Knoblauchpulver
- 2 EL Olivenöl
- 1 TL Salz

Wegbeschreibungen:

1. Den Ofen auf 350 F/ 180 C vorheizen.
2. Fügen Sie alle Zutaten in die Mischschüssel und gut mischen, um zu kombinieren.
3. Schüsselmischung in den Ofen geben und im

vorgeheizten Ofen 15 Minuten kochen.

4. Gut umrühren und servieren.

Nährwert (Menge pro Portion): Kalorien 96; Fett 7,7 g; Kohlenhydrate 8,1 g;

Zucker 0,2 g; Protein 0,9 g; Cholesterin 0 mg;

Gebackene Mini Bell Peppers

Serviert: 4

Vorbereitungszeit: 30 Min. Zutaten

- 1 Unzen Chorizo, luftgetrocknet und dünn geschnitten

- 8 Unzen Mini-Paprika, in Längsrichtung in Scheiben geschnitten

- 8 Unzen Frischkäse

- 1 Tasse Cheddar-Käse, geschreddert

- 1 Esslöffel milde Chipotle Paste

Anfahrt

1. Den Ofen auf 4000F vorheizen und eine große Back-form einfetten.
2. Frischkäse, Chipotlepaste, Paprika und Chorizo in einer kleinen Schüssel vermischen.
3. Rühren Sie die Mischung, bis sie glatt ist und auf die Backform übertragen.
4. Top mit Cheddar-Käse und in den Ofen geben.
5. Etwa 20 Minuten backen, bis der Käse goldbraun ist und auf einen Teller geben.

Ernährungsmenge pro Portion

Kalorien 364

Gesamtfett 31,9g 41% gesättigte Fettsäuren 19,4g 97%

Cholesterin 98mg 33%

Natrium 491mg 21%

Kohlenhydrate insgesamt 6g 2%
  Ballaststoffe 0,7g 2% Gesamtzucker 2.9g

  Protein 13.8g

Köstliche

Kohlsteaks

Gesamtzeit: 1 Stunde 10 Minuten

Serviert: 6

Zutaten:

- 1 mittlerer Kohlkopf, Scheibe 1" dick
- 2 EL Olivenöl
- 1 EL Knoblauch, gehackt
- Pfeffer
- Salz

Wegbeschreibungen:

1. In einer kleinen Schüssel Knoblauch vermischen und Olivenöl.
2. Knoblauch und Olivenöl auf beiden Seiten von kohlenschnitten emfrischen.
3. Kohlscheiben mit Pfeffer und Salz würzen.
4. Kohlscheiben auf ein Backblech legen und bei 350 F/ 180 C 1 Stunde backen. Nach 30 Minuten drehen.
5. Servieren und genießen.

Nährwert (Menge pro Portion): Kalorien 72; Fett 4,8 g; Kohlenhydrate 7,4 g;

Zucker 3,8 g; Protein 1,6 g; Cholesterin 0 mg;

HÜHNER- UND GEFLÜGELREZE PTE

Gefülltes ganzes Huhn

Serviert: 6

Vorbereitungszeit: 1

Stunde 15 Min. Zutaten

- 1 Tasse Mozzarella-Käse

- 4 Knoblauchzehen, geschält
- 1 (2 Pfund) ganzes Huhn, gereinigt, pat getrocknet

- Salz und schwarzer Pfeffer, nach Geschmack

- 2 Esslöffel frischer Zitronensaft

Anfahrt

1. Den Ofen auf 3600F vorheizen und eine Backform einfetten.
2. Das Huhn mit Salz und schwarzem Pfeffer würzen.
3. Die Hühnerhöhle mit Knoblauchzehen und Mozzarella-Käse füllen.
4. Das Huhn auf die Backform in den Ofen geben und mit Zitronensaft beträfe.
5. Backen Sie für ca. 1 Stunde und aus dem Ofen zu dienen.

Ernährungsmenge pro Portion

Kalorien 305

Gesamtfett 12.1g 15%

gesättigte Fettsäuren 3.6g

18% Cholesterin 137mg

46%

Natrium 160mg 7%

Gesamtkohlenhydrat e 1g

0% Ballaststoffe 0,1 g 0%

Gesamtzucker 0,1 g

Protein 45.2g

DESSERT-REZEPTE

Zitronenmousse

Gesamtzeit: 10 Minuten Serviert: 2

Zutaten:

- 14 unzen Kokosmilch
- 12 Tropfen flüssiges Stevia
- 1/2 TL Zitronenextrakt
- 1/4 TL Kurkuma

Wegbeschreibungen:

1. Kokosmilchdose für die Übernachtung in den Kühlschrank stellen. Dicke Sahne in eine Rührschüssel auslöffeln.
2. Fügen Sie die restlichen Zutaten in die Schüssel und Peitsche mit einem Handmixer, bis glatt.
3. Mousse-Mischung in einen Reißverschlussbeutel und Einpfrohr in kleine Serviergläser geben. In den Kühlschrank stellen.
4. Servieren Sie gekühlt und genießen.

Nährwert (Menge pro Portion): Kalorien 444; Fett 45,7 g; Kohlenhydrate 10 g; Zucker 6 g; Protein 4,4 g; Cholesterin 0 mg;

FRÜHSTÜCK REZEPTE

Frühstück Pizza

Vielleicht möchten Sie einfach nur zum Frühstück mit dieser brillant gefüllten Pizza zu Abend essen. Natürlich kann man es immer zu jeder Tageszeit schaffen.

Gesamtvorbereitungs- & Garzeit: 45 Minuten Niveau: Zwischenstufe

Macht: 10 Slices

Protein: 5 Gramm Netto Kohlenhydrate: 3

Gramm Fett: 8 Gramm

Zucker: 1 Gramm

Kalorien: 121

Was Sie brauchen:

Für die Kruste:

- 6 große Eier weiß

- 1/2 Tasse Kokosmehl

- 8 Unzen Kokosmilch, ungesüßt

- 2 TL Knoblauchpulver

- 1 TL Zwiebelpulver

- 2 TL italienische Würze

- 1/2 TL Backpulver

Für die Beläge:

- 1 EL natives Olivenöl extra

- 3 große Eier
- 1 Tomate, dünn geschnitten
- 8 Unzen BabySpinat
- 1/2 TL Paprika, geschändet

Schritte:

1. Stellen Sie den Ofen auf die Temperatur von 375° Fahrenheit auf Wärme. Bedecken Sie ein großes flaches Blech mit Backfutter.
2. In einer Mischform Kokosmilch, Eiweiß und Kokosmehl vermischen, bis sie kombiniert sind.
3. Gewürz mit italienischer Würze, Knoblauchpulver und Zwiebelpulver.
4. Verteilen Sie den Teig gleichmäßig auf dem vorbereiteten Flachblech in einem Rechteck.
5. Ca. 15 Minuten erhitzen, bis sie knusprig sind und entfernen.
6. Reduzieren Sie die Ofentemperatur auf 350° Fahrenheit.
7. Während noch warm, bürsten Sie das Olivenöl auf die gesamte Kruste.
8. Spinat und Tomaten auf die Kruste schichten. Brechen Sie die Eier und gießen Sie auf der Oberseite sorgfältig. Schließlich mit dem roten Pfeffer stauben.
9. Weitere 12 Min. erhitzen, bis die Eier vollständig gebacken sind und entfernen.
10. In 10 Abschnitte schneiden und warm servieren.

SNACK-
REZEPTE

Schokolade

Brownie Cookies

Chewy und Chocolaty, können Sie nicht schief gehen mit diesem

Mittags- oder Nachmittagssnack zu heilen

Ihre süßen Zahnheißgelüste.

Gesamtvorbereitungs- & Garzeit: 25 Minuten Level: Anfänger

Macht: 6 Cookies

Protein: 2 Gramm

Netto Kohlenhydrate: 1,2 Gramm Fett: 5 Gramm

Zucker: 0 Gramm

Kalorien: 53

Was Sie brauchen:

- 1 Ei, geschlagen

- 2 1/3 EL Kakaopulver

- 1 Unzen Frischkäse weich

- 2 Unzen. Swerve Süßungsmittel

- 1/3 TL Backpulver

- 2 EL Mini dunkle Schokoladenchips, ungesüßt

Schritte:

1. Stellen Sie Ihren Herd so ein, dass er auf eine Temperatur von 350° Fahrenheit vorwärmt. Bedecken Sie ein flaches Blatt mit Backfutter und zur Seite gestellt.

2. In einem Lebensmittelmixer den Frischkäse, Swerve, Backpulver, Kakaopulver und Ei peitschen, bis alle Klumpen entfernt sind.

3. Verwenden Sie einen Gummikratzer, um 1 Esslöffel der Mini-Schokoladenchips.

4. Löffeln Sie den Teig in kleinen Hügeln auf die vorbereitete Pfanne. Drücken Sie die Oberteile, um abzuflachen und mit dem restlichen Esslöffel Mini-Schokolade-Chips zu stauben.

5. Im Ofen ca. 12 Minuten erhitzen und an den Tresen entfernen.

6. Warten Sie etwa 10 Minuten, bevor Sie aus dem Cookie-Blatt entfernen und genießen!

ABENDESSEN
REZEPTE

Gebratener Squash

Gesamtzeit: 1 Stunde 10 Minuten

Serviert: 3

Zutaten:

- 2 lbs. Sommer Squash, in 1-Zoll-Stücke geschnitten
- 1/8 TL Pfeffer
- 1/8 TL Knoblauchpulver
- 3 EL Olivenöl
- 1 großer Zitronensaft
- 1/8 TL Paprika
- Pfeffer
- Salz

Wegbeschreibungen:

1. Den Ofen auf 400 F/ 204 C vorheizen.
2. Sprühen Sie ein Backblech mit Kochspray.
3. Squashstücke auf das vorbereitete Backblech legen und mit Olivenöl beträufeln.
4. Mit Paprika, Pfeffer und Knoblauchpulver abschmecken.
5. Zitronensaft über den Kürbis drücken und im vorgeheizten Ofen 50-60 Minuten backen.

6. Servieren Sie heiß und genießen.

Nährwert (Menge pro Portion): Kalorien 182; Fett 15 g; Kohlenhydrate 12,3 g; Zucker 11 g; Protein 3,2 g; Cholesterin 0 mg;

Gebratenes Huhn

mit Herbed

Butter

Serviert: 6

Vorbereitungszeit: 30 Min.

Zutaten

- 1 Esslöffel Knoblauchpaste
- 6 Hühnerbeine
- 4 Tassen Wasser
- Salz, nach Geschmack
- 4 Esslöffel Kräuterbutter

Wegbeschreibungen

1. Die Hähnchenschenkel mit Salz würzen und mit Knoblauchpaste vermischen.
2. Legen Sie ein Rack in einen elektrischen Schnellkochtopf und fügen Sie Wasser hinzu.
3. Legen Sie die marinierten Hähnchenstücke auf das Rack und verriegeln Sie den Deckel.
4. Kochen Sie mit hohem Druck für etwa 15 Minuten.
5. Natürlich den Druck loslassen und in einer Platte austeilen.
6. Die Butter auf die Hühnerbeine verteilen und servieren.

Ernährungsmenge pro Portion

Kalorien 304

Gesamtfett 12.7g 16% gesättigte Fettsäuren 3.8g

19% Cholesterin 137mg 46%

Natrium 177mg 8%

Kohlenhydrate insgesamt 0.7g 0% Ballaststoffe 0g 0%

Zucker insgesamt 0,1 g

Protein 44g

ABENDESSEN REZEPTE

Rindfleisch Kheema

Meatloaf

Dies ist eine ausgezeichnete Wendung auf die herkömmliche Fleischlaib Rezept, das eine brillante Möglichkeit ist, um das gemahlene Rindfleisch in Ihrem Gefrierschrank zu verwenden. Gesamtvorbereitungs- & Garzeit: 25 Minuten Level: Anfänger

Macht: 4 Helpings

Protein: 26 Gramm Netto

Kohlenhydrate: 5 Gramm Fett: 13 Gramm

Zucker: 1 Gramm

Kalorien: 260

Was Sie brauchen:

- 16 Unzen Hackfleisch
- 1 TL Kurkuma
- 2 große Eier
- 1 EL Zwiebelpulver
- 4 Unzen Koriander, gehackt
- 1 TL Salz
- 3 TL Ingwer, gehackt
- 1 TL Cayennepfeffer

- 3 TL Knoblauch, gehackt

- 1/2 TL gemahlener Zimt

- 2 TL Garam Masala

- 1/8 TL gemahlener Kardamom

- Air Fryer

Schritte:

1. Stellen Sie die Temperatur der Luftfritteuse auf 360° Fahrenheit ein. Legen Sie eine 8-Zoll-Wärme-Safe-Rundpfanne zur Seite.

2. In einem Lebensmittelmixer alle aufgeführten Komponenten und Puls kombinieren, bis gründlich kombiniert.

3. Das Fleisch gleichmäßig in die runde Pfanne verteilen und den Luftfritteusen-Timer für 15 Minuten einstellen.

4. Überprüfen Sie nach Ablauf der Zeit mit einem Fleischthermometer, ob es sich bei einer einheitlichen 160° Fahrenheit befindet. Wenn nicht, stellen Sie für weitere 5 Minuten ein.

5. Nehmen Sie die Pfanne heraus und abtropfen lassen Sie das Fleisch ab.

6. Teilen Sie das Fleisch in 4 gleiche Portionen und genießen!

Backtipp:

1. Wenn Garam Masala nicht verfügbar ist, können Sie Ihre eigenen machen! Fügen Sie einfach 1/2 Esslöffel Allspice und 1 1/2 Esslöffel Kümmel Gewürze.

UNGEWÖHNLICHE LECKERE MEAL RECIPES

Sie haben es in das Bonuskapitel geschafft, wo es eine einzigartige Sammlung von Rezepten gibt, da die meisten exotisch und aus Übersee sind. Einige haben noch ein paar Schritte, aber sie werden immer noch leicht genug sein, damit jeder heute Abend an seinen Esstisch bringen kann. Viel Spaß beim Experimentieren mit etwas Neuem!

Blackberry Clafoutis Tarts

Diese Wiedergabe des traditionellen Desserts aus Frankreich ist sehr cremig und Low Carb zu booten.

Gesamtvorbereitungs- & Garzeit: 1 Stunde 30 Minuten

Level: Anfänger macht: 4 Torten

Protein: 3 Gramm

Netto Kohlenhydrate: 2,4 Gramm Fett: 15 Gramm

Zucker: 1 Gramm

Kalorien: 201

Was Sie brauchen:

Für die Kruste:

- 1/4 Tasse Kokosmehl
- 2 EL Kokosöl, geschmolzen
- 2 EL Mandelbutter, glatt
- 1/4 TL Swerve Süßungsmittel, Konditor
- 2 1/2 Tassen Pekanstücke, roh
- 1/8 TL Salz

Für die Füllung:

- 1 großes Ei
- 8 Unzen Brombeeren
- 1/8 Tasse Mandelmehl, blanchiert
- 2 unzen Mandelmilch, ungesüßt
- 3 TL Stevia Süßstoff, granuliert
- 1/8 TL Salz
- 3 Unzen Kokosmilch, in Dosen
- 1 TL Vanilleextrakt, zuckerfrei

Schritte:

1. Stellen Sie den Ofen auf 350° Fahrenheit. Sie müssen vier   4 3/4-Zoll-Tortenpfannen beiseite stellen.

2. Um die Herben Krusten zu schaffen, mischen Sie das Kokosmehl, Swerve, Pekannüsse, Salz, Kokosöl, Mandelbutter in einem Lebensmittelmixer für ca. 2

Minuten, bis krümelig.

3. Die Schüssel mit einem Gummikratzer abkratzen und zusätzlich 30 Sekunden pulsieren.

4. Den Teig in 4 gleiche Abschnitte teilen und auf die Tortenpfannen verteilen. Drücken Sie die Kruste gleichmäßig, indem Sie mit den Seiten beginnen, wobei die Mitte zuletzt gedrückt wird. Kühlen Sie für eine halbe Stunde zu setzen.

5. Entfernen Sie die Krusten aus dem Kühlschrank und legen Sie eine Vierteltasse Brombeeren in jede Tortenpfanne.

6. Mit dem Futtermixer den Stevia, Vanilleextrakt, Ei, Salz, Kokosmilch und Mandelmilch ca. eine halbe Minute lang peitschen.

7. Leeren Sie den Inhalt gleichmäßig über den Brombeeren.

8. Die Torten etwa eine halbe Stunde erhitzen und an den Tresen entfernen.

9. Warten Sie ca. 10 Minuten, bis Sie warm serviert haben. Viel Spaß!

Kuchen

Anfänger:

Köstlicher

Ricotta-Kuchen

Serviert: 8

Zubereitungszeit: 10 Minuten Kochzeit: 45 Minuten

Zutaten:

- 2 Eier

- 1/2 Tasse Erythritol

- 1/4 Tasse Kokosmehl

- 15 oz Ricotta

- Prise Salz

Wegbeschreibungen:

1. Den Ofen auf 350 F/ 180 C vorheizen.

2. 9-Zoll-Backform mit Kochspray besprühen und beiseite stellen.

3. In einer Schüssel Eier bestreuen.

4. Fügen Sie die restlichen Zutaten hinzu und mischen Sie, bis gut kombiniert.

5. Teig in vorbereiteter Backform transferieren.

6. Im vorgeheizten Ofen 45 Minuten backen.

7. Backform aus dem Ofen nehmen und vollständig abkühlen lassen.

8. Schneiden und servieren.

Pro Portion: Netto Kohlenhydrate: 2.9g; Kalorien: 91; Gesamtfett: 5.4g; Gesättigte Fettsäuren: 3g

Protein: 7.5g; Kohlenhydrate: 3.1g; Faser: 0.2g; Zucker: 0.3g; Fett 55% / Protein 33% / Kohlenhydrate 12%

Mehlloser Chocé-
Kuchen

Serviert: 8

Zubereitungszeit: 10 Minuten Kochzeit: 45

Minuten

Zutaten:

- 7 oz ungesüßte dunkle Schokolade, gehackt

- 1/4 Tasse Swerve

- 4 Eier, getrennt

- oz Creme

- oz Butter, gewürfelt

Wegbeschreibungen:

1. 8-Zoll-Kuchenpfanne mit Butter fetten und beiseite
   stellen.

2. Butter und Schokolade hinzufügen

Mikrowelle sichere Schüssel und Mikrowelle, bis geschmolzen. Gut
umrühren.

3. Süßstoff und Sahne hinzufügen und gut vermischen.

4. Eigelb nacheinander hinzufügen und vermischen, bis es
   kombiniert ist.

5. In einer anderen Schüssel Eiweiß schlagen, bis sich steife
   Spitzen bilden.

6. Eierweiß vorsichtig in die Schokoladenmischung falten.

7. Teig in die vorbereitete Kuchenpfanne geben und bei 325 F/

162 C 45 Minuten backen.

8. Schneiden und servieren.

Pro Portion: Netto Kohlenhydrate: 5.1g; Kalorien: 318; Gesamtfett: 28.2g; Gesättigte Fettsäuren: 17g

Protein: 6.6g; Kohlenhydrate: 8.4g; Faser: 3.3g; Zucker: 1.2g; Fett 82% / Protein 10% / Kohlenhydrate 8%

Gooey

Schokoladenkuch

en

Serviert: 8

Zubereitungszeit: 10 Minuten Kochzeit: 20 Minuten

Zutaten:

- 2 Eier

- 1/4 Tasse ungesüßtes Kakaopulver

- 1/2 Tasse Mandelmehl

- 1/2 Tasse Butter, geschmolzen

- 1 TL Vanille

- 3/4 Tasse Swerve

- Prise Salz

Wegbeschreibungen:

1. Den Ofen auf 350 F/ 180 C vorheizen.

2. 8-Zoll-Frühlingskuchenpfanne mit Kochspray besprühen. Beiseite stellen.

3. In einer Schüssel Mandelmehl, Kakaopulver und Salz zusammensieben. Gut mischen und beiseite stellen.

4. In einer anderen Schüssel Eier, Vanilleextrakt und Süßstoff bis cremig rühren.

5. Die Mandelmehlmischung langsam in die Eiermischung falten und gut umrühren.

6. Geschmolzene Butter hinzufügen und gut rühren.

7. Kuchenteig in die vorbereitete Pfanne geben und 20 Minuten backen.

8. Aus dem Ofen nehmen und vollständig abkühlen lassen.

9. Schneiden und servieren.

Pro Portion: Netto Kohlenhydrate: 1.7g; Kalorien: 166; Gesamtfett: 16.5g; Gesättigte Fettsäuren: 8.1g

Protein: 3,5 g; Kohlenhydrate: 3.3g; Faser: 1.6g; Zucker: 0.5g; Fett 88% / Protein 8% / Kohlenhydrate 4%

LUNCH RECIPES

Avocado

Hühnersalat

Genießen Sie diese bunte Mischung aus dem üblichen Hühnersalat, der wenig Kohlenhydrate und Kalium. Ihr Herz wird Ihnen danken.

Gesamtvorbereitungs- & Garzeit: 15 Minuten Level: Anfänger

Macht: 4 Helpings

Protein: 14 Gramm Netto Kohlenhydrate:

0,4 Gramm Fett: 2 Gramm

Zucker: 0 Gramm

Kalorien: 74

Was Sie brauchen:

- 12,5 Unzen Hühnerkonserven, entwässert und geschreddert
- 1 große Avocado
- 8 Unzen Koriander, gehackt
- 1/4 TL Salz
- 8 Unzen Sellerie, gehackt
- 1/8 TL Pfeffer

Schritte:

1. Die Avocado mit einem Lebensmittelmixer ca. eine halbe Minute zerkleinern. Kombinieren Sie das Huhn, Salz, gehackte Koriander, gehackten Sellerie, und Pfeffer und Puls, bis in die eingearbeitet.
2. Auf eine Servierplatte geben und genießen.

Variationstipp:

Anstelle von Dosenhuhn können Sie die gleiche Menge an Rotisserie-Huhn verwenden. Sie können essen, wie es ist, auf ein Blatt Salat oder eine Scheibe Low Carb Brot legen.

KETO
DESSERTS
RECIPES

Kürbisriegel

Serviert: 16

Zubereitungszeit: 10 Minuten Kochzeit: 28 Minuten

Zutaten:

- 2 Eier
- 1 1/2 TL Kürbiskuchen Gewürz
- 1/2 TL Backpulver
- 1 TL Backpulver
- 1/4 Tasse Kokosmehl
- 8 Oz Kürbispüree
- 1/2 Tasse Kokosöl, geschmolzen
- 1/3 Tasse Swerve
- Prise Salz

Wegbeschreibungen:

1. Den Ofen auf 350 F/ 180 C vorheizen.
2. 9*9 Zoll Backform mit Kochspray besprühen und beiseite stellen.
3. In einer Schüssel Eier, Süßungsmittel, Kokosöl, Kürbiskuchengewürz und Kürbispüree bis gut kombiniert.

4. In einer anderen Schüssel Kokosmehl, Backpulver, Backpulver und Salz vermischen.

5. Kokosmehlmischung in die Eiermischung geben und gut vermischen.

6. Barmischung in die vorbereitete Backform gießen und gleichmäßig verteilen.

7. Im vorgeheizten Ofen 28 Minuten backen.

8. Vollständig abkühlen lassen, dann in Scheiben schneiden und servieren.

Pro Portion: Netto Kohlenhydrate: 1.1g; Kalorien: 73; Gesamtfett: 7.5g; Gesättigte Fettsäuren: 6.1g

Protein: 0,9 g; Kohlenhydrate: 1.6g; Faser: 0.5g; Zucker: 0.5g; Fett 90% / Protein 4% / Kohlenhydrate 6%

CANDY: ANFÄNGER

Erdbeer-

Süßigkeiten

Serviert: 12

Zubereitungszeit: 10 Minuten Kochzeit: 10 Minuten

Zutaten:

- 3 frische Erdbeeren

- 1/2 Tasse Butter, weich

- 8 oz Frischkäse, weich

- 1/2 TL Vanille

- 3/4 Tasse Swerve

Wegbeschreibungen:

1. Fügen Sie alle Zutaten in die Küchenmaschine und verarbeiten, bis glatt.

2. Gießen Sie Mischung in die Silikon-Süßigkeiten Form und legen Sie in den Kühlschrank für 2 Stunden oder bis Süßigkeiten gehärtet ist.

3. Servieren und genießen.

Pro Portion: Netto Kohlenhydrate: 0.8g; Kalorien: 136 Gesamtfett: 14.3g; Gesättigte Fettsäuren: 9g

Protein: 1.5g; Kohlenhydrate: 0.9g; Faser: 0.1g; Zucker: 0.2g; Fett 94% / Protein 4% / Kohlenhydrate 2%

Schokoladen-Süßigkeiten

Serviert: 10

Zubereitungszeit: 5 Minuten Kochzeit: 10 Minuten

Zutaten:

- 1/2 Tasse Kokosöl
- 1/2 Tasse ungesüßtes Kakaopulver
- 1/2 Tasse Mandelbutter
- 1 EL Stevia
- 1/2 EL Meersalz

Wegbeschreibungen:

1. Kokosöl und Mandelbutter in einem Topf und bei mittlerer Hitze schmelzen.
2. Kakaopulver und Süßstoff zugeben und gut umrühren.
3. Pfanne von der Hitze nehmen und 5 Minuten abkühlen lassen.
4. Topfmischung in Silikon-Süßigkeitenform gießen und 15 Minuten oder bis zum Set in den Kühlschrank stellen.
5. Servieren und genießen.

Pro Portion: Net Carbs: 1g; Kalorien: 109; Gesamtfett: 11.9g; Gesättigte Fettsäuren: 9.8g

Protein: 1g; Kohlenhydrate: 2.5g; Faser: 1.5g; Zucker: 0.1g; Fett 98% / Protein 1% / Kohlenhydrate 1%

COOKIES: ANFÄNGER

Einfache Kokos-Cookies

Serviert: 40

Zubereitungszeit: 10 Minuten Kochzeit: 10 Minuten

Zutaten:

- 4 Tassen ungesüßte geschredderte Kokosnuss
- 1/2 Tasse ungesüßte Kokosmilch
- 1/4 Tasse Erythritol
- 1/4 TL Vanille

Wegbeschreibungen:

1. Fügen Sie alle Zutaten in die Küchenmaschine und verarbeiten Sie, bis sie klebrig sind.
2. Transfermischung in die große Schüssel geben.
3. Machen Sie eine kleine Kugel aus Mischung und legen Sie auf einem Teller.
4. Drücken Sie jede Kugel leicht in eine Keksform und legen Sie sie in den Kühlschrank, bis sie fest ist.
5. Servieren und genießen.

Pro Portion: Netto Kohlenhydrate: 0.9g; Kalorien: 79; Gesamtfett: 7.1g; Gesättigte Fettsäuren: 6.2g

Protein: 0,9 g; Kohlenhydrate: 2.6g; Faser: 1.7g; Zucker: 0.9g; Fett 86% /

Mandelbutter Cookies

Serviert: 10

Zubereitungszeit: 5 Minuten Kochzeit: 10 Minuten

Zutaten:

- 1 Tasse Mandelmehl
- 1 TL Vanille
- 1/4 Tasse Erythritol
- 1/4 Tasse Butter weich
- Prise Salz

Wegbeschreibungen:

1. Den Ofen auf 350 F/ 180 C vorheizen.
2. Backblech mit Pergamentpapier auslegen und beiseite stellen.
3. Fügen Sie alle Zutaten in die Küchenmaschine und verarbeiten, bis Teig gebildet wird, ca. 2 Minuten.
4. Kekse aus Teig machen und auf ein vorbereitetes Backblech legen.
5. Im vorgeheizten Ofen 10 Minuten backen.
6. Entfernen Sie Cookies aus dem Ofen und lassen Sie vollständig abkühlen.
7. Servieren und genießen.

Pro Portion: Netto Kohlenhydrate: 1.3g; Kalorien: 106; Gesamtfett: 10.2g; Gesättigte Fettsäuren: 3.3g Protein: 2.5g; Kohlenhydrate: 2.5g; Faser: 1.2g;

Zucker: 0.5g; Fett 86% / Protein 10% / Kohlenhydrate 4%

Blackberry Candy

Serviert: 8

Zubereitungszeit: 5 Minuten Kochzeit: 5 Minuten

Zutaten:

- 1/2 Tasse frische Brombeeren
- 1/4 Tasse Cashewbutter
- 1 EL frischer Zitronensaft
- 1/2 Tasse Kokosöl
- 1/2 Tasse ungesüßte Kokosmilch

Wegbeschreibungen:

1. Cashewbutter, Kokosöl und Kokosmilch in einer Pfanne bei mittlerer Hitze erhitzen, bis sie nur warm ist.
2. Transfer Cashewbutter-Mischung auf die Mixer zusammen mit den restlichen Zutaten und mischen, bis glatt.
3. Gießen Sie Mischung in die Silikon-Süßigkeiten Form und kühlen, bis eingestellt.
4. Servieren und genießen.

Pro Portion: Netto Kohlenhydrate: 2.9g; Kalorien: 203; Gesamtfett: 21.2g; Gesättigte Fettsäuren: 15.8g

Protein: 1,9 g; Kohlenhydrate: 3.9g; Faser: 1g; Zucker: 1g; Fett 92% / Protein 3% / Kohlenhydrate 5%

Protein 7% / Kohlenhydrate 7%

Zwischenstufe:

Chicago Italian

Beef Sandwich

Alles aus: 3 Std. 40 min

Vorbereitung: 20 min

Koch: 3 Std. 20 min

Ertrag: 4 Portionen

Zutaten

- 4 Pfund Top-Runde mit Fett oben

- 3 Esslöffel italienisches Aroma

- 3 Esslöffel Worcestershire Sauce

- 2 Esslöffel Salz

- 1 Tasse Knoblauch, ganze Nelken

- 2 Esslöffel knackig gebrochen enden dunkler Pfeffer

- 1 Teelöffel Cayenne

- 1 Esslöffel Paprika

- 1 Teelöffel rote Bohnen eintopf Stücke

- 3 gelbe Zwiebeln, geklammert

- 1/2 Tasse Rotwein

- 1 Tasse Hamburger Lager

- 2 gerade Blätter

- 3 Esslöffel Speckfett oder Rapsöl

- 6 Sauerteig-Brotbrötchen gespalten, geröstet

- 1 Tasse geschnitten giardiniera Vinaigrette Gemüse

- 1 Tasse stoßenrote Paprika

Richtung

1. Fleisch mit trockenen Befestigungen reiben, 2 bis 3 Stunden verteilen und kühlen.

2. Masthähnchen auf 275 Grad vorheizen.

3. Fügen Sie Fleisch zu einer köchelnden Pfanne mit

   Speckfett, Zwiebeln und Knoblauch enthalten, 15 Minuten sauthet, mit Wein ablöschen und Worcestershire-Sauce, Hamburgerbrühe und gerade Blätter enthalten.

4. Sehen Sie köchelnde Pfanne im Masthähnchen und kochen für 3 Stunden, enthüllt, oder bis einen Moment lesen Thermometer registriert 135 Grad F im Fokus. Vertreiben, abkühlen lassen, an diesem Punkt zierliche Schneiden.

5. Kühlen Sie den Vorrat in köchelnder Pfanne und evakuieren Sie das Fett, das nach oben steigt. Belastung.

6. Erwärmen Sie den Vorrat und schließen Sie das geschnittene Fleisch ein. Etwas Fleisch auf jedem

gerösteten Zug, mit etwas Säften und Top mit Giardiniera Gemüse und paprika.

Basil Ikon-Pesto-Brot

Komplett: 15 min

Vorbereitung: 10 min

Koch: 5 min

Ertrag: 6 Portionen

Nährwerte:

Fett: 27 g.

Protein: 4 g.

Kohlenhydrate: 3 g.

Zutaten

- 2 Tassen neue Basilikumblätter
- 1/2 Tasse Boden Parmesan oder Romano
- 1/2 Tasse Pinienkerne, geröstet
- 4 Knoblauchzehen, in der Regel gehackt
- 1/4 Teelöffel Salz
- 1/2 Tasse Olivenöl
- 1 Laib

Richtung

1. Für das Pesto, konsolidieren Sie alle Befestigungen in einem Nährverarbeiter oder Mixer. Pürieren, bis die Mischung einen glatten, dicken Kleber formt. Schneiden Sie den Laib den langen Weg auf einer Ebene. Das Pesto über die geschnittenen Seiten des Laibs verteilen und im

Masthähnchen anrösten, bis er frisch und brillant ist.

Hausgemachte Sesam-Brotstäbchen

Nährwerte:

Kalorien: 53,6, Gesamtfett: 5 g, gesättigte Fettsäuren:
1.6 g, Kohlenhydrate: 1,1 g, Zucker: 0,2 g, Protein: 1,6 g

Serviert: 5 Brotstäbchen

Zutaten:

- 1 Eiweiß
- 2 EL Mandelmehl
- 1 TL Himalaya-Rosa Salz
- 1 EL Natives Olivenöl Extra
- 1/2 TL Sesamsamen

Wegbeschreibungen:

1. Heizen Sie Ihren Ofen auf 320F / 160C vor. Nach dem Ausgekleidet endendem Pergamentpapier beiseite stellen.

2. Das Eiweiß verrühren und das Mehl sowie die Hälfte des Salzes und des Olivenöls dazugeben.

3. Kneten, bis Sie glatten Teig bekommen, in 5 Stücke teilen und in Brotstäbchen rollen.

4. Auf das vorbereitete Blatt legen, mit dem restlichen Olivenöl bürsten, den Glanz auflegen und mit den

Sesamsamen und dem restlichen Salz bestreuen.

5. Etwa 20 Minuten backen. Vor dem Servieren etwas abkühlen lassen.

DAS KETO MITTAGESSEN

In diesem Kapitel stellen wir Ihnen ein siebentägiges Menü zur Verfügung, das Sie für einige einfache, aber äußerst leckere Keto-Mittagessen verwenden können.

Montag: Mittagessen: Keto Fleischbällchen

Machen Sie diese im Voraus, weil diese köstlichen Fleischbällchen sind freezable. Nehmen Sie ein paar, um zusammen mit einigen zuckerfreien Marinara-Sauce und Zoodles (Zucchini-Nudeln) für ein köstliches Keto-Mittagessen zu arbeiten.

Variationstipp: Ändern Sie die Gewürze, um verschiedene Geschmacksrichtungen wie Taco oder Barbecue zu machen.

Zubereitungszeit: 5 Minuten Kochzeit: 18 Minuten

Portionen: 4

Was ist drin?

- Gras gefüttertes Hackfleisch (1 Pfund)
- Gehackte frische Petersilie (1,5 t)
- Zwiebelpulver (.75 t)

91

- Knoblauchpulver (.75 t)

- Koscheres Salz (.75 t)

- Frisch gemahlener schwarzer Pfeffer (.5 t)

Wie es gemacht wird

1. Ofen auf 400 Grad F vorheizen.

2. Mit Pergamentpapier ein Backblech auslegen.

3. Rindfleisch in eine mittelgroße Glasschüssel mit anderen Zutaten geben und mit den Händen vermischen, bis es nur kombiniert ist. Vermeiden Sie Übermischung, da dies zu harten Fleischbällchen führt.

4. In 8 Fleischbällchen rollen und auf das gefütterte Backblech legen.

5. Backen Sie für 15-18 Minuten, bis sie den ganzen Weg durch.

Netto kohlenhydrat: 3 Gramm Fett: 17 Gramm

Protein: 11 Gramm

Zucker: 2 Gramm

GEFRORENES DESSERT: ANFÄNGER

Himbeerjoghurt

Serviert: 6

Zubereitungszeit: 10 Minuten Kochzeit: 10 Minuten

Zutaten:

- 2 Tassen schlichter Joghurt
- 5 oz frische Himbeeren
- 1/2 Tasse Erythritol

Wegbeschreibungen:

1. Fügen Sie alle Zutaten in den Mixer und mischen, bis glatt.
2. Mischmischung in luftdichten Behälter geben und 40 Minuten in den Kühlschrank stellen.
3. Joghurtmischung aus dem Kühlschrank nehmen und wieder mischen, bis glatt.
4. In Den Behälter gießen und 30 Minuten in den Kühlschrank stellen.
5. Servieren und genießen.

Pro Portion: Net Carbs: 7g; Kalorien: 70 Gesamtfett: 1.9g; Gesättigte Fettsäuren: 0.8g

Protein: 5.1g; Kohlenhydrate: 8.5g; Faser: 1.5g; Zucker: 6.8g; Fett 26% / Protein 32% / Kohlenhydrate 42%

Kokosbutter

Popsicle

Serviert: 12

Zubereitungszeit: 5 Minuten Kochzeit: 5 Minuten

Zutaten:

- 2 Dosen ungesüßte Kokosmilch
- 1 TL flüssiges Stevia
- 1/2 Tasse Erdnussbutter

Wegbeschreibungen:

1. Fügen Sie alle Zutaten in den Mixer und mischen, bis glatt.

2. Gießen Sie Mischung in die Formen und legen Sie in den Kühlschrank für 3 Stunden oder bis eingestellt.

3. Servieren und genießen.

Pro Portion: Netto Kohlenhydrate: 3.1g; Kalorien: 175

Gesamtfett: 17.4g; Gesättigte Fettsäuren: 10.7g

Protein: 3.5g; Kohlenhydrate: 3.7g; Faser: 0.6g; Zucker: 2.6g; Fett 87% / Protein 7% / Kohlenhydrate 6%

SNACKS REZEPTE

Anfänger: Brot mit Zucchini und Walnüssen

Portionen: 12

Kochzeit: 85 Minuten

Nährstoffe pro Portion: Kalorien: 123 | Fette: 15,3 g | Kohlenhydrate: 4,8 g | Proteine: 6,6 g

Zutaten:

- 1 Tasse Mandelmehl
- 1 Zucchini
- 3 Eier
- 1 EL Erythritol
- 2 EL Walnüsse
- 3 EL Olivenöl
- 1 TL Vanille
- 1 TL Backpulver
- 1 TL Zimt
- 1/2 TL Ingwerpulver
- Eine Prise Salz

Kochprozess:

1. Der Ofen wird auf 180°C vorgeheizt.

2. In einer Schüssel die Eier, Butter und Vanille mischen. In einem anderen Behälter Mehl, Süßungsmittel, Backpulver, Zimt, Ingwerpulver und Salz mischen.

3. Die Zucchini bis zur Gleichmäßigkeit hacken. Überschüssige Flüssigkeit abtropfen lassen.

4. Die trockenen Zutaten und Zucchini in das Ei geben. Schlagen Sie sie mit einem Mixer für 1 Minute bis zur Einheitlichkeit.

5. Den Teig in die gefettete Form auslegen. Mit gehackten Walnüssen dekorieren.

KETO BEIM ABENDESSEN

Donnerstag:

Abendessen:

Unterwegs

Hühnerflügel mit

grünen Bohnen

Wir haben uns entschieden, hier eine Essensidee zu integrieren, um zu veranschaulichen, wie Sie Ihre Keto-Mahlzeiten bauen können, wenn Sie auf Zeit gedrückt werden.

Was ist drin:

- Pecan geräucherte Hühnerflügel (gefroren, erhältlich bei WalMart)
- Marketside French Green Beans (frisch und verpackt für Microwaving, erhältlich bei Walmart.
- Wie es gemacht wird:
- Backofen auf 425 vorheizen.
- Hähnchenflügel 30-35 Minuten backen.
- Wenn Hühnerflügel fast fertig sind, legen Sie Bohnen in eine Mikrowelle in die Tasche und kochen für 2-3

Minuten.

- Bohnen herausnehmen und mit Butter oder Olivenöl sowie Salz und Pfeffer abschmecken.

- Genießen Sie mit Ihren Hühnerflügeln!

Netto kohlenhydratbemessen: 7 Gramm

1. Fett: 14 Gramm pro 4 Unzen Portion Huhn, achten Sie darauf, Butter oder Olivenöl verwendet hinzufügen

2. Protein: 14 Gramm pro 4 Unzen Portion Huhn

3. Zucker: 3 Gramm

LUNCH RECIPES

Anfänger: Low-Carb

Cream Cheese

Rolls

Portionen: 6 Rollen

Nährwerte:

Kalorien 0,8 g Netto Kohlenhydrate ; 4,2 g Proteine; 8 g Fett; 91,3
Kalorien

Zutaten:

- Große Eier – 3

- Vollfett-Frischkäse - gewürfelt & kalt – 3 Unzen.

- Zahnsteincreme - .125 TL.

- Salz - .125 TL.

Wegbeschreibungen:

1. Den Ofen auf 300oF aufwärmen. Eine Backform mit
   Pergamentpapier auslegen. Die Pfanne mit Speiseölspray
   spritzen.

2. Die Eigelbe sollten sich von den Eiern trennen und die
   Weißen in einen nicht fettigen Behälter legen. Mit dem
   Zahnstein bis steif rühren.

3. In einem anderen Behälter den Frischkäse, Salz und Eigelb
   glatt rühren.

4. Falten Sie in den Weißen der Eier, gut mit einem Spachtel mischen. Mähen Sie eine Kugel Weiß über die Dottermischung und falten Sie zusammen, wie Sie die Schale drehen. Setzen Sie den Prozess fort, bis sie gut kombiniert sind. Der Prozess hilft, die Luftblasen zu beseitigen.

5. Sechs große Löffel der Mischung auf die vorbereitete Pfanne verteilen. Mash die Spitzen mit dem Spatulate leicht abflachen.

6. Backen bis gebräunt (30-40 Min.).

7. Abkühlen Sie ein paar Minuten in der Pfanne. Dann, ordnen Sie sie sorgfältig auf einem Drahtgestell zu kühlen.

8. In einer Reißverschlusstasche – leicht öffnen – aufbewahren und im Kühlschrank für eine

ein paar Tage für beste Ergebnisse.

CPSIA information can be obtained
at www.ICGtesting.com
Printed in the USA
BVHW041201080621
609008BV00005B/1276

9 781802 978803